AF498966

DE LA
TEMPÉRATURE DU CORPS DE L'HOMME
SAIN ET MALADE;

VARIATIONS DE LA CHALEUR
PENDANT ET APRÈS LE BAIN D'EAU MINÉRALE;

INFLUENCE DE L'ALTITUDE DES LIEUX
SUR LES FONCTIONS PHYSIOLOGIQUES,

PAR H. SCOUTETTEN.

DOCTEUR ET PROFESSEUR EN MÉDECINE,
ANCIEN MÉDECIN PRINCIPAL DE PREMIÈRE CLASSE ET PREMIER PROFESSEUR
DES HÔPITAUX MILITAIRES D'INSTRUCTION;
OFFICIER DE LA LÉGION D'HONNEUR, COMMANDEUR DES ORDRES IMPÉRIAUX
DE SAINT-STANISLAS DE RUSSIE ET DU MEDJIDIÉ DE TURQUIE;
MEMBRE CORRESPONDANT DE L'ACADÉMIE IMPÉRIALE DE MÉDECINE DE PARIS.
MEMBRE HONORAIRE DE L'ACADÉMIE ROYALE DE MÉDECINE
DE BELGIQUE, ETC.

PARIS.
J. B. BAILLIÈRE ET FILS, LIBRAIRES DE L'ACADÉMIE DE MÉDECINE,
19, rue Hautefeuille.

1867.

Te 160
92

DE LA

TEMPÉRATURE DU CORPS DE L'HOMME

SAIN ET MALADE;

VARIATIONS DE LA CHALEUR

PENDANT ET APRÈS LE BAIN D'EAU MINÉRALE:

INFLUENCE DE L'ALTITUDE DES LIEUX

SUR LES FONCTIONS PHYSIOLOGIQUES,

PAR H. SCOUTETTEN.

DÉPÔT LÉGAL 121 67 1867

Notre principal but, dans ce travail, est d'indiquer les variations de température du corps de l'homme pendant et après le bain d'eau minérale, sujet qui ne paraît pas avoir été traité avec tous les développements qu'il comporte. Nous y joignons l'étude de l'influence de l'altitude des lieux sur les fonctions physiologiques, question qui se rattache étroitement à la première par les changements imprimés à l'activité des organes sous l'influence des pressions atmosphériques et des modifications calorifiques.

Mais avant d'exposer nos travaux personnels, il nous paraît nécessaire de rappeler rapidement l'histoire de la chaleur animale; c'est le lien indispensable entre le passé et le présent.

PREMIÈRE PARTIE.

§ Ier. — Température du corps de l'homme en santé.

Dès la plus haute antiquité les médecins et les philosophes ont remarqué que l'homme et les animaux possèdent une chaleur souvent supérieure à celle des corps qui les environnent, et qui, par conséquent, ne leur est point empruntée. Ne sachant comment expliquer ce phénomène, ils ont admis l'hypothèse de la *chaleur innée,* qui a été adoptée pendant plusieurs siècles et qui est presque parvenue jusqu'à nous.

Tout en étant d'accord sur le fond, les partisans de la chaleur innée ne s'entendaient pas complétement sur le lieu de son origine ; Aristote admettait que le sang s'échauffe dans le ventricule droit, et Galien prétendait que la chaleur innée provenait du ventricule gauche. L'imagination venant en aide à l'hypothèse, il y eut des auteurs qui affirmèrent que, chez un animal vivant, la température du cœur est assez élevée pour causer une sensation pénible à celui qui toucherait imprudemment cet organe avec la main.

La température du corps de l'homme a été l'objet de recherches multipliées; pendant le moyen âge, et jusqu'à Descartes, qui osa introduire l'esprit de libre examen dans la science, les chimistes admettaient, à l'imitation de Van Helmont (1599), que la chaleur humaine était due à un mélange de soufre et de sel volatil du sang opéré dans le cœur ; ou bien, avec Sylvius (1636), à une effervescence née au contact du chyle et de la lymphe.

Aux erreurs des médecins du dix-septième siècle succédèrent les opinions des iatro-mécaniciens. Selon eux, l'intensité de la chaleur développée dépend de la vitesse de la circulation, du nombre des globules du sang, de l'étroitesse des vaisseaux, de l'état de rigidité et de tension de leurs parois. Hâtons-nous d'abandonner ces hypothèses mal fondées pour aborder les travaux de Lavoisier.

Peu de temps après la découverte de l'oxygène par Priestley, notre illustre Lavoisier entreprit ses recherches sur la respiration. Dans un mémoire intitulé : *Sur la nature du principe qui se combine avec les métaux pendant leur calcination et qui en augmente le poids* [1], il constata que le gaz (l'oxygène) obtenu en décomposant l'oxyde de mercure par la chaleur entretient et même active la combustion des corps, qu'il est plus propre que l'air ordinaire à entretenir la respiration des animaux.

Deux ans après, il publia ses *Expériences sur la respiration des animaux* [2]. Dans cette même année, Lavoisier lut devant l'Académie des sciences son immortel mémoire *Sur la combustion en général* [3]. Il ne voulut pas quitter ce sujet sans appliquer sa doctrine à l'explication des phénomènes de la respiration et posa, en ces termes, la théorie de la chaleur animale : « J'ai fait voir, dit-il, que » l'air pur (oxygène), après être entré dans le poumon, » en ressortait en partie dans l'état d'air fixe ou d'acide » crayeux (acide carbonique). L'air pur, en passant par » le poumon, éprouve donc une décomposition analogue » à celle qui a lieu dans la combustion du charbon. Or, » dans la combustion du charbon, il y a dégagement de » la matière du feu, donc il doit y avoir également dégagement de la matière du feu dans le poumon dans l'intervalle de l'inspiration à l'expiration, et c'est cette » matière du feu sans doute qui, se distribuant avec le » sang dans toute l'économie animale, y entretient une » chaleur constante de 32° et demi environ, du thermomètre de M. de Réaumur. Cette idée paraîtra peut-être » hasardée au premier coup d'œil, mais avant de la rejeter » ou de la condamner, je prie de considérer qu'elle est

[1] *Mémoires de l'Académie des sciences*, 1775, p. 520.
[2] *Mémoires de l'Académie des sciences*, 1777, p. 183.
[3] *Mémoires de l'Académie des sciences*, 1777, p. 592.

» appuyée sur deux faits constants et incontestables, » savoir : sur la décomposition de l'air dans le poumon, » et sur le dégagement de la matière du feu qui accom- » pagne toute décomposition d'air pur, c'est-à-dire tout » passage de l'air pur à l'état d'air fixe. Mais ce qui con- » firme encore que la chaleur des animaux tient à la » décomposition de l'air dans le poumon, c'est qu'il n'y a » d'animaux chauds que ceux qui respirent habituelle- » ment, et que cette chaleur est d'autant plus grande que » la respiration est plus fréquente, c'est-à-dire qu'il y a » une relation constante entre la chaleur de l'animal et » la quantité d'air entrée ou au moins convertie en air » fixe dans les poumons. »

La théorie de la chaleur animale était désormais établie scientifiquement ; on y introduira sans doute plus tard quelques modifications de détails, mais il restera démontré, et définitivement acquis, que la chaleur animale est due aux actions chimiques dont l'économie est le siége.

Lavoisier, poursuivant ses travaux avec ardeur, a encore lu, en 1789, devant l'Académie des sciences, un mémoire dans lequel il développe l'ensemble de ses idées sur la respiration et la production de la chaleur animale.

Lavoisier résume ainsi ses découvertes et ses prévisions physiologiques :

« La respiration n'est qu'une combustion lente de car- » bone et d'hydrogène, qui est semblable en tout à celle » qui s'opère dans une lampe ou dans une bougie allumée ; » et sous ce point de vue, les animaux qui respirent sont » de véritables corps combustibles qui brûlent et se con- » sument.

» Dans la respiration, comme dans la combustion, » c'est l'air de l'atmosphère qui fournit l'oxygène et le » calorique ; mais dans la respiration, c'est la substance » même de l'animal, c'est le sang qui fournit le com- » bustible.

» Si les animaux ne réparaient pas habituellement, par

» les aliments, ce qu'ils perdent par la respiration, l'huile » manquerait bientôt à la lampe, et l'animal périrait » comme une lampe s'éteint lorsqu'elle manque de nour- » riture [1]. »

A cette merveilleuse découverte Lavoisier en ajouta une autre, également importante et fort remarquable, il constata que, même chez les mammifères, le poumon n'est pas la seule surface respiratoire, il découvrit la *respiration cutanée*, et embrassa ainsi, dans leur ensemble et dans toute leur étendue, les rapports de l'être vivant avec l'atmosphère.

Quelques personnes ont voulu ravir à Lavoisier la gloire acquise par ses travaux et la reporter sur Crawford; en effet ce médecin chimiste a publié, en 1779, un livre dans lequel il admet que la respiration, en changeant le sang veineux en sang artériel, est la source de la chaleur animale [2].

Mais le professeur Gavarret a parfaitement démontré [3] que les travaux de Lavoisier sont antérieurs à ceux de Crawford, et que d'ailleurs cet auteur avait adopté une théorie inadmissible fondée sur le *phlogistique* qui serait absorbé par le *sang artériel* en traversant les capillaires généraux, et passerait ainsi à l'état de *sang veineux*. Ces explications reposent sur des erreurs trop évidentes aujourd'hui pour qu'il soit nécessaire de les discuter.

La théorie de Lavoisier fut rectifiée cependant, sur un point, par Lagrange. Ce savant fit observer que, si la combustion du carbone et de l'hydrogène s'opérait directement dans le poumon, la température de cet organe s'élèverait assez haut pour entraîner de graves lésions de texture. Il conclut de là que, dans le poumon, il se fait

[1] *Mémoires de l'Académie des sciences*, 1789, p. 566.

[2] Crawford. *Experiments and observations on animal Heat and the inflammation of combustible Bodies, etc.* London, 1779, in-8°.

[3] J. Gavarret. *De la chaleur produite par les êtres vivants*, in-8°, 1855, p. 185. — Ouvrage très-bien fait auquel nous n'avons pas hésité à faire des emprunts.

un simple échange de gaz entre l'atmosphère qui cède son oxygène et le sang qui laisse échapper l'acide carbonique; l'oxygène, absorbé et entraîné dans le torrent circulatoire, réagit ensuite sur les matériaux du sang dans les capillaires généraux, produit de l'eau et de l'acide carbonique.

Spallanzani confirma la justesse de l'hypothèse de Lagrange par une démonstration expérimentale : il plaça des limaçons dans des tubes de verre purgés d'oxygène et qui ne contenaient que de l'azote ou de l'hydrogène. Bien que ces animaux ne pussent pas introduire d'oxygène dans leurs organes respiratoires, ils continuèrent cependant à exhaler de l'acide carbonique, comme le prouva l'analyse des gaz accumulés dans les tubes. Spallanzani a donc le mérite d'avoir démontré que l'acide carbonique ne se forme pas directement dans le poumon, mais qu'il est apporté tout formé par le sang veineux en même temps que l'oxygène est absorbé [1].

Tous les secrets de la calorification étant découverts, les bases de la théorie furent solidement établies et tous les savants acceptèrent sans conteste les découvertes de Lavoisier. Toutefois de nombreux détails restaient à étudier, à vérifier; ils ont été l'objet de travaux fort importants. Les plus remarquables sont ceux de Dulong, communiqués à l'Académie des sciences de Paris, dans la séance du 2 décembre 1822, et imprimés seulement après sa mort en 1843 [2]; celui de Despretz, couronné par l'Académie dans la séance du 2 janvier 1824 [3]; le travail de Fabre et Silbermann pour *déterminer les quantités de chaleur mises en jeu dans les réactions chimiques* [4]; l'ouvrage de Liebig [5] et celui de Gavarret qui résume tous

[1] Spallanzani. *Mémoire sur la respiration,* p. 343.

[2] *Annales de chimie et de physique,* troisième série, t. I, p. 440.

[3] *Annales de chimie et de physique,* deuxième série, t. XXVI, p. 337.

[4] *Annales de chimie et de physique,* troisième série, t. XXXIV, p. 357.

[5] *Chimie organique appliquée à la physiologie animale et à la pathologie,* un vol. in-8°, 1842. Paris. Trad. par Ch. Gerhardt.

ceux de ses prédécesseurs et les expose avec une admirable clarté [1].

Suivant les expériences de Despretz, 1 gramme de carbone développe, par sa combustion, autant de chaleur qu'il en faut pour porter 105 grammes d'eau à 75°, ainsi en tout 105 fois 75°, c'est-à-dire 7875 degrés de chaleur. Les 435 grammes de charbon qui se transforment par jour en acide carbonique, dans le corps d'un homme adulte, développent par conséquent 435 fois 7875, c'est-à-dire 3425625 degrés de chaleur. Or, avec cette quantité de chaleur, on peut porter à la même température 1 gramme d'eau; ou bien en chauffer à 37° 92,5 kilogrammes; ou enfin réduire en vapeur 6 kilogrammes d'eau à 37°.

Le corps de l'homme exhale par la peau et le poumon, dans l'espace de vingt-quatre heures, 1500 grammes de vapeur aqueuse; la quantité de chaleur nécessaire à la vaporisation de cette eau étant déduite du nombre précédent, il reste encore 162093 degrés de chaleur que le corps perd par le rayonnement, par l'échauffement de l'air exhalé, par les fèces et par l'urine.

On n'a pas tenu compte, dans ces calculs, de la chaleur produite par la combustion de l'hydrogène; il faut se rappeler aussi que la chaleur spécifique des os, de la graisse et des organes en général est bien moindre que celle de l'eau, c'est-à-dire que pour être portée à 37 degrés ils exigent bien moins de chaleur qu'un poids égal d'eau. Tout cela étant pris en considération, il ne peut donc plus y avoir de doute que la chaleur produite dans l'organisme par les actes de combustion ne suffise entièrement à maintenir dans le corps des animaux une température constante et à y entretenir la transpiration.

D'après ces calculs, rapportés par Liebig [2], il faut admettre qu'un homme consomme suffisamment d'ali-

[1] *De la chaleur produite par les êtres vivants, etc.*, 1855.
[2] Liebig. Ouvrage cité, p. 38.

ments pour obtenir 435 grammes de carbone ; or il existe sur ce point des différences très-considérables.

Liebig lui-même nous a fourni d'importants documents qui servent à démontrer qu'un homme adulte peut continuer à vivre et à conserver sa chaleur normale en ne consommant que 250 à 300 grammes de carbone ; mais c'est à la condition qu'il observera le repos, qu'il vivra dans une atmosphère suffisamment chauffée, et qu'on n'exigera de lui aucun travail nécessitant, même momentanément, un déploiement de forces musculaires. L'expérience démontre, en effet, que le mouvement, en faisant affluer le sang avec plus d'abondance dans les différents organes, y détermine une combustion plus active et, par suite, un développement plus considérable de chaleur.

De nombreuses recherches, faites avec la plus grande habileté, ont démontré irréfutablement que la nature et la quantité des aliments fournissent des proportions variables de carbone ; que, par cela même, l'organisme subit des modifications incessantes selon l'activité des organes digestifs et respiratoires et selon les proportions de carbone contenues dans ces mêmes aliments ; enfin, quand l'homme ne mange pas, lorsqu'il est à la diète, il vit de sa propre substance, il maigrit et meurt quand les ressources sont épuisées.

Lavoisier a fait des expériences directes pour déterminer la quantité d'oxygène consommé ainsi que les proportions de carbone et d'hydrogène brûlés par l'homme dans un temps donné. Le résultat de ses recherches est publié dans son *Mémoire sur la respiration;* il a constaté que :

1° Un homme au *repos et à jeun,* par une température extérieure de 32°,5, consomme par heure 24lit,002 d'oxygène ;

2° Un homme au *repos et à jeun,* par une température extérieure de 15°, consomme par heure 26lit,660 d'oxygène ;

3° Un homme, *pendant la digestion,* consomme par heure 37lit,689 d'oxygène ;

4° Un homme à jeun, pendant qu'il accomplit le travail nécessaire pour élever, en quinze minutes, un poids de 7^{kil},343 à une hauteur de 199^{m},776, consomme par heure 63^{lit},477 d'oxygène;

5° Un homme, *pendant la digestion,* accomplissant le travail nécessaire pour élever, en quinze minutes, un poids de 7^{kil},343 à une hauteur de 211^{m},146, consomme par heure 91^{lit},248 d'oxygène.

Ce que nous venons d'indiquer pour la consommation de l'air, selon l'état de repos ou de travail de l'homme, se répète pour la consommation des aliments; l'expérience l'enseigne tous les jours; mais pour connaître les données scientifiques de ce fait important il faut consulter les travaux de Liebig [1], Barral [2], Boussingault [3], Regnault [4], etc.

Les instruments dont on se sert pour constater les degrés de chaleur ont une grande importance; leur mode de graduation et de construction pouvant donner des résultats fort variables. Sans remonter au thermomètre primitif, inventé, paraît-il, par Drebbel au dix-septième siècle, il reste le thermomètre inventé par Farenheit qui, en 1720, substitua le mercure à l'esprit de vin coloré et introduisit sa division en 212 degrés; celui de Réaumur qui imagina le premier, en 1730, de faire servir à la graduation de l'instrument la constance de température de la glace fondante et celle de l'eau en ébullition. Celsius, professeur à Upsal en 1730, abandonna l'esprit de vin, repris par Réaumur, pour employer de nouveau le mercure; il eut l'idée, le premier, de diviser le thermomètre en 100 degrés; nous avons, en France, adopté cette division et appelé l'instrument thermomètre centigrade; les Allemands et les Suisses lui ont conservé le nom de l'inventeur.

[1] Liebig. *Chimie organique,* ouvrage cité.

[2] Barral. *Mémoire sur la statistique du corps humain* (*Ann. de chim. et de phys.*, troisième série, t. XXV, p. 129).

[3] Boussingault. *Ann. de chim. et de phys.*, deuxième série, t. LXXI, p. 113.

[4] Regnault et J. Reiset. *Ann. de chim. et de phys.*, troisième série, t. XXVI, p. 299.

Pour les recherches délicates, chaque degré de cet instrument peut être divisé en dixièmes parfaitement distincts et très-lisibles. C'est un instrument de ce genre qui m'a servi pour mes études ; il avait été acheté à Zurich. Walferdin a encore perfectionné les thermomètres à mercure, il est parvenu à en établir qui marquent des vingtièmes et même des centièmes de degrés centigrades.

Le lieu d'observation n'est point indifférent; comme la chaleur n'est pas uniformément répandue dans le corps des animaux, les divergences pourraient être considérables selon le lieu choisi. Parmi les observateurs, les uns ont adopté la main, d'autres la bouche, le rectum ou l'aisselle. La main perd trop promptement son calorique; la bouche ne peut pas facilement être tenue longtemps close; l'anus et le vagin ont des inconvénients faciles à comprendre; il reste l'aisselle qui est d'un abord commode et qui permet à l'observateur de constater lui-même le résultat de ses expériences.

Les recherches thermométriques ont été poussées fort loin; on ne s'est pas borné à des études sur l'homme, on a examiné la température des animaux, depuis les mammifères, les oiseaux, les poissons, voire même jusqu'aux insectes ; chez tous on a constaté que leur corps développe de la chaleur, dans des proportions très-différentes sans doute, mais suffisantes pour démontrer qu'il n'existe pas, comme on l'avait supposé, des *animaux à sang froid.*

En ce qui concerne l'homme, Gavarret admet que, dans l'état physiologique, la température de l'homme adulte, prise sous l'aisselle, peut, dans nos climats tempérés, osciller entre 36°,50 et 37°,50. Van Swieten indique le chiffre de 35°,56. G. Martine a trouvé qu'au *contact de la peau* le thermomètre s'élevait, dans ses expériences, à 36°,67. Chisholm, opérant sur soixante-sept individus de race, d'âge, de tempérament, de climats et de pays différents, est arrivé au chiffre moyen de 36°,11. John Davy a réuni cent quatre-vingts observations faites dans des conditions peu différentes de celles de Chisholm : le thermomètre introduit sous *la langue* des sujets a marqué, en moyenne, 37°,33. John Hunter avait déjà fixé à 37°,22 la température normale et à peu près constante du corps humain. La moyenne des observations faites par Despretz, sur dix-sept individus d'âges différents, depuis dix-huit jusqu'à soixante-huit ans, a donné une moyenne de 37°,9. Prévost et Dumas sont les seuls qui aient été conduits par leurs recherches à admettre le chiffre de 39 degrés, mais ce chiffre est évidemment trop élevé; tous les auteurs le considèrent ainsi. En ce qui me concerne je n'ai jamais trouvé la température s'élevant au delà de 37°,5; c'était chez un jeune homme de vingt-quatre ans, vigoureux et d'une grande énergie.

La chaleur animale présente des différences notables dans les diverses régions du corps. Ces différences sont parfois très-considérables; personne n'ignore que les mains, les pieds se refroidissent facilement. John Davy a constaté, par des expériences faites sur un homme, la température de l'aisselle étant à 36°,9, que la plante du pied n'était qu'à 32°,3. En général les parties superficielles sont moins chaudes que les parties profondes; la chaleur est plus élevée dans le bassin que dans le cerveau; elle est à son maximum dans le poumon, le cœur, le foie et les viscères. On a prétendu que le sang artériel est plus chaud que le sang veineux: le fait n'est pas démontré.

Influence du sexe. Davy est le seul auteur qui ait cherché à déterminer expérimentalement l'influence du sexe sur la chaleur animale; il a fait quatre séries d'expériences sur des individus de même nation et dans des conditions presque identiques; il n'a découvert aucune différence entre les deux sexes. Il n'en a pas été de même dans mes recherches faites en Suisse; les femmes m'ont donné presque constamment un degré et même un degré cinq dixièmes au-dessous des hommes d'un âge analogue. Quoique les femmes, en général, aient une température un peu moins élevée que celle de l'homme, ce qu'il faut attribuer, probablement, à leur peu d'activité musculaire, elles possèdent cependant une force de résistance remarquable au refroidissement; on les voit souvent, dans les réunions publiques, légèrement vêtues, ayant le cou, les épaules, une partie de la poitrine et les bras nus, et rester ainsi pendant plusieurs heures sans se plaindre du froid, lors même que la température de l'air est peu élevée.

Influence de l'âge. L'activité de la respiration étant une des principales causes de l'élévation de la température chez l'homme et chez les animaux, on comprend que la fréquence du pouls et la chaleur du corps doivent être rès-prononcées dans les premiers temps de la vie. W. Edwards [1] a fait des expériences directes qui concordent avec la proposition énoncée : il a fait des recherches sur dix enfants bien portants, âgés de quelques heures à deux jours, et il a constaté que la température s'élevait à 34°,75. Despretz a trouvé 35°,06 chez trois jeunes garçons d'un à deux jours, et 37°,4 chez neuf enfants de treize ans environ. H. Roger [2] a trouvé une température de 37°,08 sur trente-cinq enfants âgés d'un à sept jours, enfin 37°,31 sur douze enfants de six à quatorze ans.

Mais si les enfants produisent facilement de la chaleur, ils la perdent également avec promptitude; l'immobilité imposée par la faiblesse et la petitesse de leur corps facilite le rayonnement du calorique; aussi est-il indispensable de couvrir les jeunes enfants de bons vêtements et de les tenir souvent contre leurs nourrices, à l'imitation des animaux qui, habilement guidés par leur instinct, multiplient autour de leur progéniture les moyens les plus efficaces de protection contre le refroidissement extérieur.

Dans la *vieillesse* la puissance respiratoire va toujours en diminuant, et la chaleur propre subit une décroissance correspondante. W. Edwards assigne comme limite de la température des sexagénaires 35° à 36°, et pour les octogénaires 34° à 35°. H. Roger et J. Davy ont aussi fait de

[1] W. Edwards. *Influence des agents physiques sur la vie*, p. 235.

[2] H. Roger. *Archives générales de médecine*, quatrième série, t. V, p. 291.

nombreuses expériences pour éclairer la question ; leurs chiffres diffèrent un peu de ceux qui viennent d'être indiqués, variations qui tiennent probablement à la différence des constitutions et aux antécédents des individus observés.

Influence de la privation d'aliments. Les expériences de Chossat [1] ont établi que, chez les animaux soumis à une abstinence forcée, la chaleur baisse, en moyenne, de 0°,3 par jour ; mais le dernier jour de la vie le refroidissement a lieu avec une telle rapidité que la perte s'élève à 14° et que la mort arrive lorsque la température du corps est descendue à 24° ou 25°. Comme ce degré est celui auquel, en général, succombent les animaux sains qu'on plonge dans des mélanges réfrigérants, quelques auteurs ont pensé que la cessation de la vie chez ceux qu'on prive d'aliments est la conséquence du refroidissement du corps, résultant de la diminution graduelle de la production de chaleur.

Cette opinion, jusqu'à présent, n'est pas suffisamment appuyée par les faits pour être adoptée. Dans les expériences faites sur les animaux on a constaté, en effet, que la diminution progressive de la chaleur était quelquefois interrompue par des périodes de réaction pendant lesquelles cette chaleur atteignait et dépassait même son chiffre normal ; c'est ce qui a lieu d'ailleurs chez les malades atteints de fièvre et qui, bien qu'ils soient à la diète depuis longtemps, ont une température au-dessus de 37 degrés.

Limites extrêmes entre lesquelles peut varier la température de l'homme. Bien que l'homme puisse vivre dans des climats de température opposée, variant de 20° au-dessous de zéro à 30° au-dessus et même à +48° et 50° au soleil, ainsi que cela se voit chaque année en Afrique, sa température propre n'éprouve que des variations de peu d'importance. Il y a, entre la température des individus

[1] *Recherches expérimentales sur l'inanition.* Paris, 1843, p. 155.

qui habitent les pays les plus chauds et ceux qui habitent les pays les plus froids, à peine une différence de 1 degré en plus en faveur des premiers.

Lorsqu'on enferme des animaux dans des étuves à + 60° ou à + 90° leur température peut s'élever de 4, 5, 6 degrés au-dessus de leur température normale. L'homme résiste mieux; on a constaté chez des individus qui se sont soumis volontairement à des expériences de ce genre que la température de leur corps ne s'élevait pas au delà de 3° à 4°, ce qui s'explique par l'abondance de la sueur qui bientôt inonde toute la surface de la peau et la refroidit par l'évaporation.

Quand on pousse l'expérience chez les animaux jusqu'à la mort, ils succombent généralement lorsque leur température s'est élevée de 5, 6 ou 7 degrés au-dessus de leur température normale.

Lorsqu'on place des mammifères dans une atmosphère à zéro ou dans des mélanges réfrigérants, leur température s'abaisse graduellement et il leur est impossible de lutter longtemps contre une expérience un peu prolongée. Ce mélange leur soutire plus de chaleur qu'ils n'en peuvent produire et ils ne tardent pas à succomber. La mort survient, en général, quand ils ont perdu un peu plus du tiers de leur température normale, c'est-à-dire environ 13 ou 14 degrés [1].

Ainsi les limites extrêmes de température que les organes intérieurs de l'homme peuvent supporter sont de + 7° et de — 14 degrés, c'est-à-dire que les variations de température comprennent 22 degrés : au delà de ces chiffres la mort est imminente et certaine.

Cette histoire de la calorification chez tous les êtres vivants, quoique très-abrégée, permet de conclure :

1° Que la chaleur développée chez les animaux est le résultat d'une combustion ;

[1] J. Béclard. *Traité élémentaire de physiologie humaine,* quatrième édition, p. 417, 1862.

2° Que cette combustion est produite par la combinaison du carbone et de l'hydrogène avec l'oxygène ;

3° Que le carbone est fourni par les aliments, véritables combustibles introduits dans l'estomac, puis transportés, par les organes de la digestion, dans toutes les parties du corps où s'accomplit l'assimilation ;

4° Que l'oxygène de l'air, introduit dans les poumons, se fixe sur les globules du sang ; que ceux-ci sont transportés, par la circulation, jusque dans la trame la plus profonde des tissus ; que c'est là que s'opèrent les actions chimiques productrices d'électricité et de chaleur ; que l'oxygène, transporté par les globules du sang, brûle les matériaux anciens, contribue à leur élimination et favorise l'assimilation des matériaux nouveaux ;

5° Qu'il n'y a pas de foyer spécial de chaleur, que le phénomène s'accomplit partout, mais dans des proportions inégales, et que l'équilibre de température s'établit par la circulation du sang constamment transporté dans toutes les parties du corps.

§ II. — Température du corps de l'homme malade.

Les observations de température faites sur les hommes malades sont de date toute récente ; elles n'étaient pas possibles, ou du moins elles n'offraient pas des garanties suffisantes d'exactitude avant l'invention des thermomètres à mercure très-sensibles et dont chacun des degrés est divisé en dixièmes, en vingtièmes et même en centièmes, comme le sont ceux de Walferdin. Cependant plusieurs médecins avaient pensé à utiliser les instruments, tels qu'on les possédait il y a quarante ans. Le docteur Casper, de Berlin, se servait du thermomètre de Réaumur pour constater la température du corps des cholériques. Je suivis son exemple pendant mon séjour dans la capitale de la Prusse, au mois d'octobre 1831, lors de la première invasion de l'épidémie de choléra. Voici le résultat de nos observations.

Le thermomètre de Réaumur, placé dans la paume de la main des malades, ne s'élève ordinairement qu'à 17 ou 18 degrés.

Placé sous l'aisselle il marque 19 ou 20 degrés.

Introduit dans la bouche ou soumis à l'action de l'haleine il donne 20 ou 21 degrés.

Mis sur l'épigastre il s'élève à 20, 21 et 22 degrés [1].

Ces recherches sont bien incomplètes, bien inexactes même, aussi je ne les donne pas comme modèles, mais seulement comme indication du point de départ.

En 1836, le professeur Bouillaud, alors médecin à la Charité, fit construire un thermomètre pour se livrer à l'étude de la température chez les hommes malades; il recommandait vivement, dans ses leçons, l'emploi de cet instrument et, en 1837, il publia un ouvrage dans lequel se trouve consigné le résultat de ses observations [2].

Vers le commencement du mois de mai 1838 le professeur Andral, désirant aussi recueillir une série d'observations relatives aux variations de la chaleur animale dans les divers états morbides, chargea son élève Gavarret du soin de mettre son idée à exécution. Ce laborieux collaborateur publia, en 1839, un mémoire intitulé : *Recherches sur la température du corps humain dans la fièvre intermittente* [3]. Il rapporte six observations et il y joint un exemple de fièvre typhoïde.

L'instrument dont s'est servi Gavarret était un thermomètre à mercure, pouvant indiquer, assez exactement, une variation d'un quart de degré au moins ; c'était fort bien pour l'époque, mais la distance est grande entre ce qu'on faisait alors et ce qu'on obtient aujourd'hui.

[1] Scoutetten. *Relation historique et médicale de l'épidémie de choléra qui a régné à Berlin en 1831*, in-8°. Paris, 1832. Ouvrage couronné par l'Institut. Voir la page 132.

[2] Bouillaud. *Clinique médicale de l'hôpital de la Charité*. Paris, 1837, trois volumes in-8°.

[3] Gavarret. *Recherches sur la température du corps humain dans la fièvre intermittente*. Journal *l'Expérience*, t. IV, p. 22, 1839.

Voici le résultat des observations recueillies à l'hôpital de la Charité. Six cas de fièvre intermittente tierce chez six hommes.

Première observation.

Avant l'accès....	Pouls 68.	Respiration 20.	Température	36°
Pendant le frisson.	— 96.	— 28.	—	40°

Deuxième observation.

Avant l'accès....	Pouls 64.	Respiration 16.	Température	35°
Pendant l'accès..	— 124.	— 32.	—	39°

Troisième observation.

Avant l'accès....	Pouls 60.	Respiration 20.	Température	36°
Pendant le frisson.	— 80.	— 24.	—	38°
Pendant la chaleur	— 88.	— 26.	—	39°

Quatrième observation.

Pendant la chaleur	Pouls 116.	Respiration 36.	Température	42°

Cinquième observation.

Avant l'accès....	Pouls 64.	Respiration 16.	Température	36°50
Pendant le frisson.	— 104.	— 20.	—	40°
Pendant la chaleur	— 116.	— 20.	—	41°

Sixième observation.

Stade de sueur...	Pouls 100.	Respiration 28.	Température	39°

Ces observations sont suivies de quelques réflexions fort justes. « Il résulte très-évidemment, dit l'auteur, que dans les fièvres intermittentes ordinaires de nos pays, la sensation quelquefois très-intense de froid accusée par les malades, pendant le premier stade de l'accès, n'est autre chose que le résultat d'une aberration de la sensibilité générale. » Plus loin il ajoute : « Comment se fait-il que, chez un malade qui maintenant grelotte sous les épaisses couvertures de son lit pendant que sa peau est à 3 ou 4 degrés au-dessus de sa température normale, il suffise, un instant après, d'une élévation d'un degré au plus dans son état thermométrique pour déterminer ce vif sentiment de chaleur qui lui fait repousser tous ses vêtements pour chercher inutilement à calmer le feu qui le dévore ? Voilà des phénomènes auxquels, pour ma part, j'étais loin de m'attendre. »

Aux six observations précédentes se trouve ajouté un exemple de fièvre typhoïde compliquée de pneumonie, chez une femme âgée de vingt-quatre ans. La température du corps oscillait entre 38° et 40° ; mais ce qu'il y eut de plus remarquable c'est que, le 4 février 1839, quelques instants avant la visite, la malade accuse un frisson extrêmement intense, elle supplie de ne pas lever ses couvertures, ses dents claquent, les bulbes pileux font une saillie très-notable. Au milieu de tous ces symptômes de profond refroidissement l'auteur constate : pouls, 144 pulsations — respiration, 32 — température, 40°. Il ajoute les réflexions suivantes : « Cette observation doit faire voir à quelles grossières erreurs s'expose un médecin qui, au lieu de constater rigoureusement, quand il le peut, les divers états physiques du corps humain, s'en rapporte à ce sujet aux sensations accusées et éprouvées par les malades. Au milieu du cours d'une fièvre continue très-intense, lorsque le malade se plaint habituellement d'une sensation intolérable de chaleur, tout à coup les membres tremblent, les bulbes des poils font saillie, les dents claquent, un accès très-prononcé de frisson s'établit, et cependant la température périphérique est de 1 et même 2 degrés au-dessus de ce qu'elle était avant, de ce qu'elle sera après. Voilà certainement des faits dignes d'exciter la curiosité des physiologistes et des médecins, qui doivent leur montrer combien de lacunes existent encore dans la théorie de la chaleur animale, combien il serait utile que des recherches consciencieuses et rigoureuses fussent entreprises pour jeter un peu de lumière sur ces phénomènes extraordinaires. »

Parmi les travaux publiés sur la chaleur humaine chez l'homme malade il faut mettre en première ligne le mémoire de Doyère [1]. Ses recherches remontent à l'année 1849. Déjà, il est vrai, plusieurs auteurs, notamment le docteur H. Roger, avaient fait de nombreuses observations de température dans le choléra, mais, en général, ce ne sont que des chiffres isolés, tandis que Doyère s'est appliqué à suivre la continuité des phénomènes dans toute la durée de la maladie. Il y a ajouté des remarques d'un grand intérêt sur la respiration et sur les quantités relatives de gaz expirés.

Les recherches de Doyère ont eu pour objet principal l'examen de la température des cholériques peu de temps avant la mort et immédiatement après. On sait qu'un des phénomènes caractéristiques de la maladie est le refroidissement apparent du corps et la sensation glaciale qu'on éprouve lorsqu'on touche la peau des cholériques. On pourrait croire à un abaissement considérable de la température intérieure ; il n'en est rien cependant ; le thermomètre, mis sous l'aisselle et laissé en place au moins dix minutes, n'est jamais descendu au-dessous de 33°,6, de 34°, de 34°,1 [2]. Ainsi ces observations accusent, dans les cholériques algides, une température interne relativement fort élevée et inférieure, tout au plus, de 3 degrés centigrades à la température normale.

Mais, chose inattendue, c'est l'élévation de la chaleur qui se produit peu de temps avant la mort et qui se soutient encore après, au moins pendant une courte durée. Voici le relevé des principaux cas signalés par Doyère.

OBSERVATIONS.	TEMPÉRATURE.	SEXE.	
Cas V.......	39°8.	Femme.	Une heure avant la mort.
IX......	39°4.	—	Au moment de la mort.

[1] M. L. Doyère. *Mémoire sur la respiration et la chaleur humaine dans le choléra,* couronné par l'Académie des sciences de Paris avec prix de 5000 francs, grand in-8°. Paris, 1863.

[2] Doyère. Ouvrage cité. Voir : cent dixième observation, quatre-vingt-treizième observation, quatre-vingt-deuxième observation.

OBSERVATIONS.	TEMPÉRATURE.	SEXE.	
Cas X......	40°0.	Femme.	Au moment de la mort.
XII.....	38°4.	Homme.	— —
XVI....	39°0.	—	— —
XX.....	39°9.	—	— —
XXIII...	38°8.	Femme.	— —
XXIV...	39°0.	Homme.	— —
XXV....	36°4.	Femme.	— —
XXVI...	37°5.	—	— —
XXVII..	41°6.	Homme.	Dix minutes après la mort.
XXIX...	42°1.	Femme.	Au moment de la mort.
XXXI...	37°8.	Homme.	Une heure avant la mort.
XXXVI .	40°7.	Femme.	Six heures après la mort.
XXXVII.	38°3.	Homme.	Trois quarts d'heure après la mort.

Ce qui ajoute à l'importance de ces observations c'est que les analyses d'air expiré, correspondantes aux températures constatées sur les mêmes sujets, démontrent que, pendant que la température du corps s'élève, l'énergie respiratoire et l'absorption de l'oxygène suivent une marche précisément inverse, sans aller cependant, comme l'avait avancé Barruel, jusqu'à la suppression de la fonction respiratoire, c'est-à-dire qu'il n'y avait plus ni exhalation d'acide carbonique ni absorption d'oxygène, et qu'ainsi l'air sortirait des poumons tel qu'il y serait entré. Doyère n'a jamais constaté, dans ses nombreuses analyses (cent soixante-dix), qu'il en ait été ainsi, mais il reconnaît que les proportions d'acide carbonique exhalé et celles d'oxygène absorbé sont très-notablement inférieures aux chiffres de l'état normal.

« Comment expliquer, dit-il, cet étrange phénomène ? Où et sous quelle forme se trouve, dans l'organisation en santé, cette chaleur que nous voyons apparaître, sous forme thermométrique, au moment où s'éteignent l'action nerveuse et la contractilité musculaire, comme reparaît la chaleur disparue dans l'évaporation, lorsque les vapeurs repassent à l'état liquide en perdant leur tension mécanique ? Nous ne pourrions répondre à ces questions que par des hypothèses sur lesquelles nous croyons tout à fait inutile d'insister [1]. »

Beaucoup de personnes considèrent comme démontré que les cadavres des cholériques se réchauffent *après la mort*, au point, souvent, de devenir brûlants au toucher. Doyère s'est occupé d'une manière toute spéciale de cette question, et il a constaté que les cadavres des cholériques n'éprouvent pas de réchauffement ; il a toujours vu l'ascension thermométrique s'arrêter au moment précis de la mort, et il croit pouvoir affirmer qu'un accroissement d'un dixième de degré ne lui aurait pas échappé.

A la fin de son intéressant ouvrage (p. 117), Doyère cite un exemple de température dans un cas de fièvre typhoïde à la période d'agonie, chez un homme d'une quarantaine d'années et très-robuste ; nous le rapportons parce que les faits de cette nature sont peu nombreux :

Température axillaire..	A 7h,55′ du matin....	40°,1.
	A 8h,40′.	41°,2.
	A 9h,30′.	41°,8.
	A 10h.	42°,0.
	A 10h,5′ (mort)......	42°,0.
Abaissement sensible du thermomètre à 10h,25′.		
Température axillaire à 10h,45′................		41°,7.

Ce fait tend à démontrer que le réchauffement des mourants n'est pas un phénomène qui puisse être attribué seulement au choléra.

En dehors des recherches que nous venons de rappeler, et qui comprennent une série d'individus atteints de la même maladie, observés plusieurs fois et à des heures différentes de la journée, ce qui constitue un travail complet, il ne reste plus, si je ne me trompe, que des faits de peu d'importance se rapportant à des exemples de rougeole, de scarlatine, de variole, et à quelques autres

[1] Doyère. Ouv. cité, p. 22.

maladies aiguës ; les publications les plus récentes sur ce sujet ont été faites en Allemagne [1].

Mais il n'y a pas seulement des maladies qui augmentent temporairement la température du corps ; il en est d'autres qui semblent la diminuer, non dans une partie, comme on le constate dans la paralysie des membres, mais bien dans le corps tout entier. Bouchardat a observé depuis longtemps, chez les diabétiques, un abaissement de la température normale. Dernièrement Lomnitz [2] a constaté le même fait : en prenant sous l'aisselle la température de plusieurs diabétiques et en la comparant à celle d'individus sains du même âge, il a trouvé chez ses trois malades une différence en moins de 1°,25, de 1°,30, et de 1°,45. Rosenstein [3] a observé, chez un diabétique, quand l'excrétion du sucre était au maximum, que la température prise sous l'aisselle était de 36°,6 à 36°,8, et chez le même malade, quand le sucre disparaissait de l'urine sous l'influence d'un traitement approprié, que la température prise au même lieu était de 37°,5 (*Physiologie de Béclard*, p. 422).

Ces derniers faits nous paraissent exiger de nouvelles recherches avant d'être définitivement acceptés par la science.

Voulant limiter notre sujet à l'étude des phénomènes pathologiques, nous ne nous occuperons pas des expériences physiologiques faites par Cl. Bernard, Malgaigne, Demarquais, et un grand nombre de savants, pour cons-

[1] Smoler. *Ueber das Verhæltniss von Pulsfrequenz Respiration und Temperatur stegerung in einigen acuten Krankheiten* (*Rapport entre la fréquence du pouls, la respiration et l'élévation de la température dans quelques maladies aiguës*) dans *Vierteljahrschrift für praktische Heilkunde*. Prague, 1860.

[2] Lomnitz. *Einige Beobachtungen ueber den Diabetes, etc. Quelques remarques sur le diabète, principalement sur les modifications de la température du corps qui l'accompagnent,* dans *Zeitschrift für ration : medicin,* troisième série, tom. II, 1857.

[3] Rosenstein. *Ein fall von Diabetes mellitus : Un cas de diabète sucré, avec l'observation de la température,* dans *Archiv. für pathologische anatom, und physiolog,* tom. XII, 1857.

Wunderlich. Archiv der medicin. Giesen, 1867.

tater la température du sang dans différentes régions ou différents organes, ni de l'influence des nerfs sur la calorification.

§ III. — Température du corps de l'homme pendant et après le bain.

Voici ce qu'écrivait, il y a treize ans, le docteur Kuhn, observateur sagace et médecin hydrologiste distingué, en parlant de *la température des eaux au point de vue de la médecine thermale :* « Tout est encore vague dans les questions de thermalité ; on ordonne les bains et la boisson à tel ou tel degré de température, sans partir d'une base ou d'un principe quelconque ; *ce qui guide, ce ne sont point des raisons puisées dans l'observation des phénomènes vitaux, c'est l'empirisme* [1]. »

Ce qui était vrai en 1854 l'est encore aujourd'hui ; aussi chercherait-on en vain, dans les ouvrages d'hydrologie et même dans les traités de physiologie, des explications scientifiques sur les effets immédiats et consécutifs des bains minéraux, ou autres, sur le corps de l'homme. Ce n'est pas que ces auteurs aient complétement négligé l'examen de la température de l'eau du bain ; Kuhn a même donné, sous ce rapport, un bon exemple ; il a divisé les sources minérales en trois grandes catégories, selon qu'elles sont trop froides ou trop chaudes pour être employées en bains à leur sortie de la terre, et quand elles ont juste la température convenable pour servir à cet usage : il les a désignées sous les noms de *méso-thermes, d'hypothermes* et *d'acrothermes,* suivant qu'elles se rapportent à l'une ou à l'autre de ces divisions. Entre les températures trop prononcées, chaude ou froide,

[1] J. Kuhn. *Les eaux laxatives de Niederbronn, etc.* Paris, in-8°, 1854, p. 21, introd.

Kuhn en établit une troisième qu'il nomme *indifférente,* c'est-à-dire à peu près égale à celle du corps. Après ces vues très-justes, Kuhn, se laissant dominer par les idées théoriques, mais inexactes de son époque, ajoute : « Ainsi *le bain sollicite l'absorption de l'eau ou des parties aqueuses lorsqu'il est frais ; il provoque l'exhalation lorsqu'il est chaud ;*

L'absorption ainsi que l'exhalation augmentent à mesure que la température s'écarte davantage de l'indifférente ;

Et la température indifférente constitue la limite où l'absorption cesse et où l'exhalation commence[1]. »

C'est sur les différences de température des bains que les médecins hydrologistes ont essayé de fonder une théorie servant à expliquer l'absorption ou la non-absorption par la peau du liquide et des sels qui s'y trouvent en dissolution ; grosse question, vivement controversée, mais qui est sur le point d'être résolue par la négative.

Le docteur Rotureau [2], dans son important et consciencieux ouvrage, publié quatre ans après celui de Kuhn, n'a pas suivi la voie indiquée par cet auteur ; il ne s'occupe nullement de l'action du bain sur l'organisme, il se borne à modifier et à multiplier les appellations des sources minérales selon leur température : il établit cinq divisions auxquelles il donne les noms suivants : *Sources mésothermales, hyperthermales, hypothermales, protothermales* et *athermales ;* rien au delà.

Les auteurs qui l'ont suivi ont imité sa retenue et la question que nous nous proposons de traiter a été totalement négligée.

Nous croyons donc ne pas nous écarter de la vérité en avançant qu'on ne s'est pas encore sérieusement occupé des modifications de la température du corps de l'homme pendant et après le bain, ni des conséquences physiolo-

[1] Kuhn. Ouvr. cité, introduction, p. 29.

[2] A. Rotureau. *Des principales eaux minérales de l'Europe.* 1858, 3 vol. in-8°.

giques et thérapeutiques déterminées par ces modifications. Cependant une brochure, dans laquelle ce sujet est indiqué, a paru récemment, elle est du docteur Hemmann, médecin à Schinznach [1]. Cette brochure contient six observations faites sur des personnes différentes dont deux avaient la peau malade, elles n'ont point été continuées au delà de onze jours sur le même sujet; ce début mérite d'être noté et je le signale avec empressement.

La température du corps de l'homme à l'état physiologique et pathologique, ayant été suffisamment étudiée, il nous reste à examiner les phénomènes produits sous l'influence du contact de l'eau avec la peau.

Que se passe-t-il lorsque l'homme est dans un bain?

Cette question est fort complexe puisqu'elle comprend: 1° la nature et la température du liquide; 2° la durée de l'immersion; 3° l'état de santé ou de maladie, et comme renseignement spécial concernant la peau, indiquer si elle est saine ou affectée d'éruptions chroniques, de plaies, etc. Examinons successivement ces différentes situations.

A. *Peau saine. — Eau naturelle à la température de 8 à 12 degrés centigrades.*

En se plaçant dans ces conditions on ne fait pas de l'hydrologie thermale, mais bien de l'hydrothérapie, moyen puissant dont l'action sur le corps de l'homme a été longtemps mal comprise. On redoutait, en France surtout, les effets d'un refroidissement brusque lorsque le corps est en sueur. Nous avons expliqué, il y a fort longtemps, comment cette perturbation est salutaire au lieu d'être nuisible [2]. Il suffit, en effet, pour se rendre raison des phénomènes de remarquer qu'on détermine d'abord, au moyen d'un bain de vapeurs ou d'un enveloppement dans

[1] A. Hemmann. *Notes et observations relativement à l'établissement thermal de Schinznach.* Genève, 34 pag. in-12; deux sont consacrées aux observations thermométriques.

[2] Voir, sur ce sujet, mon ouvrage: *De l'eau sous le rapport hygiénique et médical, ou de l'hydrothérapie,* un volume in-8°. Paris, 1843.

4

des couvertures de laine, une turgescence dans la peau, qui se gonfle, rougit et devient très-chaude ; la température, prise sous l'aisselle, s'éleve alors à 38°, 39° et même 40° centigrades ; le pouls s'accélère, bat quatre-vingts et quelquefois cent pulsations par minute ; il y a malaise général, sueur abondante, enfin impatience d'être délivré de l'emprisonnement où l'on est contraint de conserver une immobilité complète.

Le temps de la sudation étant terminé, l'enveloppement cesse et l'on se précipite immédiatement dans l'eau froide en commençant par la tête.

Que se passe-t-il ? La peau perd à l'instant l'excès de calorique qui la fatiguait, l'irritait et déterminait le malaise général ; le sang est refoulé vers les muscles, mais il est bientôt rappelé vers l'enveloppe cutanée par des frictions et surtout par l'exercice en plein air ; cependant la température du corps a baissé sensiblement, elle n'est plus, sous l'aisselle, qu'à 34 et quelquefois 33 degrés. Lorsque la réaction est complète et l'équilibre parfaitement rétabli on éprouve un bien-être que les malades signalent avec la plus vive satisfaction.

Sous la double influence de la sudation et de la perte de calorique l'appétit se développe, les forces augmentent ; tout le corps reprend une énergie nouvelle. Ainsi tous les effets produits tiennent à l'abaissement et à l'élévation du calorique, c'est-à-dire aux oscillations de la chaleur animale.

B. *Peau saine. — Bain d'eau commune à la température de 15, 25, 35 et même 37° centigrades.*

Les bains de 15 à 25 degrés, si l'on excepte ceux de rivière, ne sont guère administrés qu'à des malades qui, sous l'influence de la fièvre typhoïde notamment, éprouvent une forte élévation de température et, par suite, une grande fréquence du pouls. On en obtient des effets merveilleux ; la soustraction du calorique en excès produit à l'instant le calme le plus satisfaisant, le délire cesse et le malade, remis dans son lit, dort tranquillement. J'emploie fréquemment ce moyen et j'ai publié des observations qui méritaient une attention plus grande que celle qu'elles ont obtenue.

Les bains ordinaires, c'est-à-dire de 34 à 37 degrés centigrades sont, en général, supportés avec facilité; toutefois il y a, sur ce point, des différences très-marquées qui tiennent aux organisations individuelles : le tempérament lymphatique ou sanguin, la faiblesse déterminée par une longue maladie, une excitabilité plus ou moins grande, quelquefois d'anciennes habitudes, font varier les degrés de température auxquels ces bains peuvent être pris sans perturbation.

Quoi qu'il en soit de ces susceptibilités exceptionnelles on peut avancer que les bains pris à la température que Kuhn appelle *indifférente,* parce qu'elle se rapproche de celle du sang, agissent fort peu sur l'organisme, ils ne sont, comme on le dit souvent, que des bains de propreté. En effet, les bains de cette espèce ne peuvent nullement exciter la peau, attendu que le liquide est à l'*état statique,* c'est-à-dire, n'éprouvant ni actions chimiques ni électriques, ne soustrayant pas de calorique au corps et ne lui en communiquant pas non plus.

Passons maintenant aux bains d'eau minérale, ils nous offriront tous les éléments de la question que nous cherchons à élucider.

Distinguons d'abord si la peau est saine ou malade, car, selon l'état de cette membrane, les effets peuvent être différents et même opposés.

C. *Peau saine — Eau minérale — Effets des bains à divers degrés de température.*

Rappelons d'abord que la température normale du corps de l'homme varie de 36°,5 à 37°,5 chez l'adulte sain et bien constitué ; qu'elle descend à 36° et même à 35° et au-dessous chez l'homme épuisé par la souffrance ou chez le vieillard approchant du terme de la vie. Cette première remarque tend à faire comprendre l'utilité de constater la température habituelle du corps de l'homme avant de fixer le degré de température de bain, afin de l'appliquer exactement et sûrement à l'état du malade et d'obtenir l'effet thérapeutique qu'on en espère.

L'abaissement extrême ou l'élévation excessive de la température des bains peut occasionner une perturbation profonde dans l'organisme, soit en soustrayant du calorique, soit en en faisant pénétrer en excès ; or nous savons que la perte de douze ou quatorze degrés centigrades, au *maximum,* ou bien l'élévation de six à sept degrés, produisent inévitablement la mort lorsque les organes subissent, pendant un temps suffisamment prolongé, les effets de ces températures.

Citons des exemples pour démontrer les perturbations occasionnées par l'élévation de quelques degrés seulement de la température de l'eau de bain.

Le docteur Turck, de Plombières, a voulu expérimenter, le 12 mai 1851, les effets d'un bain à 43° centigrades ; il y est resté une heure et demie, en laissant la température baisser graduellement : la sueur fut très-abondante, l'agitation extrême, la respiration courte et haletante ; après être sorti de l'eau, il constata qu'il avait perdu quatre kilogrammes et demi de son poids : il était très-faible et profondément épuisé.

Madden, en Angleterre, Kahtlor, à Vienne, ont fait des expériences analogues, mais non sur eux-mêmes. Ce dernier rapporte qu'un homme mis dans un bain à 46° centigrades, ce qui me paraît excessif et presque impossible, y a perdu quatre kilogrammes et quart en une heure. Ces épreuves sont dangereuses, elles peuvent amener la mort ; on ne l'évite que parce qu'il survient une transpiration abondante qui, en se vaporisant, enlève du calorique et protége le corps contre son action immédiate. On a parlé de bains à 50° et même 56° centigrades ; ils sont impossibles.

Les excès contraires sont moins à craindre ; ce n'est

guère que dans le nord de l'Europe qu'on voit les hommes casser la glace pour se précipiter dans l'eau, et encore n'est-ce que pour un instant et après avoir pris un bain de vapeur qui a déterminé l'élévation de la température de la peau ; dans ce cas on obtient le rétablissement d'équilibre de la chaleur du corps et, sous l'influence de ces oscillations brusques, l'appétit et les forces augmentent au lieu de diminuer.

Étudions maintenant les phénomènes qui se manifestent lorsqu'on prend un bain d'eau minérale à température moyenne, c'est-à-dire, entre 30° et 32° centigrades. Comme les effets peuvent varier selon la composition chimique de l'eau, nous admettrons que nous choisissons une eau sulfureuse, et spécialement celle de Schinznach, où nous avons fait, réellement, la plus grande partie de nos recherches.

Voici d'abord l'analyse de cette eau faite par M. Grandeau [1] :

Matières gazeuses.

	cc
Acide sulfhydrique	37,8
Acide carbonique	90,8
Azote	00,0

Matières solides.

Carbonate de chaux	0,230
Carbonate de magnésie	0,120
Sesquioxyde de fer	0,005
Silice	6,011
Sulfate de chaux	1,091
Alumine	0,910
Chlorure de sodium	0,585
Chlorure de potassium	0,086
Sulfure de calcium	0,008
	2,166

[1] *Annales de la Société d'hydrologie médicale de Paris*, tom. XII, Paris, 1866.

Débutons par le bain à 30° centigrades : la première sensation est celle du froid ; on croit d'abord qu'on ne pourra pas rester dans l'eau ; mais si on persévère, il semble, après dix minutes environ, que le liquide s'échauffe ; les frissons disparaissent, la peau rougit et prend une teinte érythémateuse générale qui débute par les cuisses, le ventre, la poitrine et s'étend aux extrémités des membres. Cette coloration, qui est plus ou moins prononcée, se manifeste surtout chez les personnes jeunes, bien constituées, dont l'affection morbide n'a point affaibli les fonctions principales de l'organisme. Les personnes appauvries, au contraire, par la maladie, rougissent peu ou point du tout, la sensation du froid persiste, le malaise survient, le bain doit être réchauffé ou le malade est forcé d'en sortir.

Si on a persisté, et qu'on soit resté une heure dans le bain, voici les phénomènes calorifiques observés le 8 juin 1867, à six heures du matin :

Température extérieure, 14 degrés centigrades ;

Température du corps prise au lit, 36°,4 ;

La *température du corps dans le bain* tombe à 34°, 34°,2, 34°,4 vers la fin du bain. Ainsi l'eau du bain étant à 30° centigrades, et le corps à 36°,4, la différence, au début, était 6°,4 dixièmes.

Dans ces conditions, le corps cédait constamment de la chaleur à l'eau du bain pendant toute sa durée, c'est-à-dire durant une heure et quart, temps pendant lequel toutes les expériences ont été faites.

Chaque expérimentation thermoscopique durait dix minutes ; voici comment elle était faite. Après avoir séjourné un quart d'heure dans le bain, je redressai le corps jusqu'à ce que l'aisselle fût hors de l'eau, je plaçai le thermomètre sous l'aisselle, je rapprochai le bras en l'appuyant fortement contre la poitrine, puis je me replaçai dans l'eau en la laissant monter au-dessus des épaules ; de cette façon la boule du thermomètre était parfaitement appliquée contre le corps sans toucher l'eau, il n'y avait qu'une partie de la tige, contenant l'échelle, qui était en contact avec le liquide, mais ceci était sans importance : cette opération était renouvelée trois fois pendant la durée du bain.

Après une demi-heure de séjour, le besoin d'uriner se faisait sentir ; il se répétait trois ou quatre fois en trois quarts d'heure ; les urines examinées attentivement m'ont offert des modifications importantes à noter ; d'abord peu colorées, elles devenaient ensuite limpides, semblables à de l'eau claire ; le papier bleu de tournesol rougissait faiblement ; à la seconde émission, le papier n'éprouvait plus de changement, l'urine était neutre ; à la troisième émission, le papier rouge passait au bleu, l'urine était devenue alcaline, mais faiblement ; ce papier, en séchant, repassait en partie au rouge. Une heure après le bain, les urines redevenaient acides. Ce fait ne fut pas exceptionnel, il s'est reproduit onze fois dans des conditions identiques.

Immédiatement après le bain, le corps étant enveloppé d'un drap convenablement chauffé, la peau reste rouge pendant un quart d'heure; toutefois la coloration diminue graduellement et finit par disparaître ; la température du corps se relève, elle revient à 35°, quelquefois 35°,5, rarement au delà. Puis elle baisse de nouveau ; trois quarts d'heure ou une heure après le bain, on sent le besoin de se couvrir de vêtements chauds, ou bien de se remettre au lit pour se réchauffer ; beaucoup de personnes éprouvent encore de la lassitude et sentent la faim se développer avec vivacité.

Au-dessous de 30 degrés centigrades, les bains sont difficiles à supporter ; je me suis mis dans l'eau à 25 degrés, je n'ai pu, qu'avec peine, y rester un quart d'heure ; s'il en est autrement dans les bains de rivière, c'est qu'on s'agite, et qu'on produit, ainsi que nous l'avons signalé, une quantité considérable de calorique en faisant contracter les muscles.

Température élevée — bain à 40° centigrades.

En entrant dans l'eau, sensation de vive chaleur à la peau ; rougeur générale presque immédiate ; après sept minutes de séjour, sueur abondante à la tête ; pouls accéléré, 80 pulsations, s'élevant plus tard à 92 ; respiration précipitée, 24 au lieu de 18 par minute — température du corps prise sous l'aisselle avec les précautions indiquées : avant le bain, 35°,2 ; pendant le bain, 36°,8 — augmentation, 1°,6 dixièmes — différence avec la température du bain, 3°,2 dixièmes. Ainsi, conformément à la loi établie, l'homme possédant une chaleur qui lui est propre, la défend contre l'envahissement des températures extérieures.

Pendant toute la durée du bain, point d'émission d'urine. Immédiatement après le bain, la température du corps se maintient à 36° ; une heure après, elle tombe à 35° ; le refroidissement habituel est presque nul, l'appétit est moins développé, l'urine est très-acide ; sentiment de lassitude pendant toute la journée.

J'ai essayé d'élever la température d'un bain à 45° centigrades, il m'a été impossible de la supporter, bien que j'eusse pris la précaution d'entrer dans l'eau à 36° et d'en augmenter progressivement la chaleur.

Ces différentes expériences ont été répétées pendant dix-huit jours sur moi-même et sur d'autres personnes d'âges différents ; les résultats, sans être identiques, ont présenté entre eux la plus grande conformité. Voulant éviter les lenteurs, je supprime des répétitions fastidieuses ; je me borne à indiquer les soins pris pour assurer l'exactitude de chacune des observations. Les voici ; il faut noter :

1° Température extérieure ; 2° température du corps étant encore au lit ; 3° examen de l'urine avec le papier de tournesol avant de se mettre au bain ; 4° nouvel examen de la température du corps avant d'entrer dans l'eau ; 5° température de l'eau prise avec le même thermomètre ; 6° examen de la température du corps plusieurs fois répété pendant la durée du bain ; 7° examen de l'urine avec le papier de tournesol après chaque émission ; 8° température du corps immédiatement après le bain, puis une heure après ; 9° dernier examen une heure plus tard.

Reprenons maintenant chacun des phénomènes signalés, et cherchons à en expliquer la cause en nous appuyant sur les données incontestables de la science.

A. *Rougeur de la peau et sensation de chaleur après huit ou dix minutes de séjour dans l'eau à 30 ou 32 degrés.*

Cette question m'a beaucoup intéressé : ce n'est point au calorique, me disais-je, qu'est due la sensation de chaleur, puisque l'eau du bain est sensiblement moins chaude que la peau.

Après bien des considérations, j'ai été conduit à admettre que les effets indiqués doivent être rapportés aux gaz acides carbonique et sulfhydrique, ainsi qu'aux actions chimiques et électriques.

On sait depuis longtemps qu'en mettant la peau en contact avec l'acide carbonique elle rougit, et qu'il s'y développe une sensation de chaleur qui n'est point expliquée par l'élévation du thermomètre. Rotureau en a fait l'expérience à Nauheim dans l'eau du Grosser-Sprubel [1], et Herpin en rapporte plusieurs autres exemples [2]. Or, nous savons que l'eau de Schinznach contient 90cc,8 d'acide carbonique libre par litre, ce qui contribue principalement au développement des phénomènes indiqués. L'acide sulfhydrique y joue aussi un rôle ; il se dégage assez abondamment pour occasionner de fréquentes ophthalmies sur les baigneurs et les employés des bains ; il est donc admissible qu'ayant une action aussi prononcée sur les membranes muqueuses, l'acide sulfhydrique agit aussi sur la peau : maintenant viennent, mais en dernier lieu, les actions chimiques et électriques produites par la

[1] Rotureau. Ouvrage cité, *Allemagne et Hongrie*, pag. 133. 1858.
[2] Herpin (de Metz). *De l'acide carbonique, etc.*, pag. 103 et suiv. Un vol. in-12. Paris, 1864.

combinaison des éléments de l'eau avec la matière grasse et les sels déposés sur la peau par la sueur[1].

Ces différentes causes peuvent agir réunies ou isolées ; l'acide carbonique et l'acide sulfhydrique, employés isolément, produisent encore les effets indiqués. Toutes les eaux minérales ne contiennent pas ces deux gaz, mais toutes contiennent les éléments nécessaires pour opérer des actions chimiques, aussi le réchauffement, ou plutôt la sensation de chaleur se produit fréquemment lors même que la coloration de la peau manque. Ces actions chimiques et électriques suffisent pour déterminer une excitation générale qui trouble le sommeil et produit quelquefois la fièvre thermale.

B. *Température du bain au-dessous de celle du corps de l'homme et développement de l'appétit.*

On demande fréquemment pourquoi le corps supporte avec difficulté, lorsqu'il est dans le bain, un faible abaissement de température de l'eau au-dessous de la sienne propre, tandis qu'il brave des températures atmosphériques de 15 à 20 degrés au-dessous de zéro, et au delà, sans éprouver un trouble sérieux dans ses fonctions organiques.

La réponse à cette question est fort simple, elle est presque élémentaire ; elle repose sur la densité des corps avec lesquels nous sommes en contact et sur leur conductibilité calorifique. Qu'est-ce, en effet, que la densité des corps ? C'est la somme de particules matérielles qu'ils renferment sous un volume donné, c'est-à-dire le rapport de la masse au volume.

Appliquons ces données à l'air et à l'eau examinés comparativement. Un litre d'air sec, sous la pression de 0,760 et à la température de 0°, pèse, d'après Biot et Arago, 1,2991 ; un litre d'eau à + 4° pèse 1 000 grammes ; le

[1] Scoutetten. *De l'origine des actions électriques.* — *Gazette des eaux.* Juillet 1866.

rapport entre la densité de ces deux corps est donc, en négligeant une petite fraction, 769, c'est-à-dire qu'un litre d'eau contient 769 fois plus de particules qu'un litre d'air.

Il devient facile actuellement de comprendre que l'eau, étant 769 fois plus dense que l'air, soutire, dans un temps égal, une quantité de calorique 769 fois plus grande que le fluide atmosphérique ; de là impossibilité de rester longtemps dans un bain dont la température est notablement inférieure à celle de notre corps. Nous pouvons, au contraire, séjourner presque indéfiniment dans un air très-froid en étant convenablement vêtu, car alors, outre que la soustraction de calorique est peu rapide, nos vêtements emprisonnent une quantité suffisante d'air pour former une atmosphère protectrice contre les effets perturbateurs d'un froid qui descend quelquefois à 20 et même 25 degrés au-dessous de zéro.

Il suffit encore, pour expliquer le refroidissement du corps et le développement de la faim après un bain à une température inférieure à celle de l'homme, de considérer la perte de calorique que nous avons éprouvée. Cette soustraction de chaleur, pendant une heure et quelquefois plus, exige un redoublement d'activité des actions chimiques opérées dans nos organes afin de conserver le chiffre de notre température normale; mais ici se présente un fait physiologique digne d'attention : Remarquons, en effet, que notre corps est à jeun depuis la veille, que la digestion est terminée et l'assimilation ralentie; or, le calorique ne pouvant être fourni que par les actions chimiques, il faut que la désassimilation augmente d'activité pour compenser l'affaiblissement momentané de l'assimilation.

Les médecins avaient remarqué, depuis longtemps, une partie de ces phénomènes, mais n'en connaissant pas la véritable cause, ils l'avaient attribuée à l'action des eaux et à la température atmosphérique ; aussi recommandaient-ils de se couvrir soigneusement en sortant du bain. Il existe même des stations thermales où les malades sont pris dans leur lit, transportés au bain dans une chaise à porteur et ramenés chez eux, pour se remettre immédiatement au lit ; précautions prises pour éviter le contact de l'air extérieur et toute autre cause de refroidissement. Cette pratique a été introduite au Mont-Dore, par le docteur Bertrand ; on la retrouve à Aix, en Savoie, mais moins généralement suivie.

Nous avons signalé plus haut le réchauffement apparent du corps, après dix minutes ou un quart d'heure de séjour dans l'eau minérale à 30° ou 32° centigrades, et cependant le thermomètre n'accuse point une élévation de température ; c'est qu'en effet elle n'existe pas. La sensation de chaleur éprouvée n'est due qu'à l'excitation de la peau produite par l'action des gaz acide carbonique, sulfhydrique et aussi par l'électricité développée par les actions chimiques résultant des combinaisons des corps contenus dans l'eau avec les substances déposées sur la peau. Lorsqu'on est sorti du bain, ces phénomènes cessent et le refroidissement se manifeste.

Passons maintenant à l'étude des causes qui modifient la composition chimique de l'urine et la rendent acide ou alcaline.

Ces changements remarquables ont été signalés depuis longtemps par les médecins hydrologistes ; ils les attribuaient à l'absorption des éléments alcalins contenus dans l'eau minérale, mais Duriau [1] a démontré que l'urine peut devenir alcaline après un bain rendu acide par le liquide qu'on y ajoute ; d'ailleurs l'absorption de l'eau par la peau n'a pas lieu, l'enduit graisseux qui recouvre cette membrane s'oppose, dans ce cas spécial, à l'accomplissement de cette fonction. On ignore donc, dans l'état actuel de nos connaissances, la véritable cause du changement de composition chimique de l'urine pendant le bain.

Nos recherches nous portent à croire que l'alcalinité

[1] Duriau. *Essai sur l'action physiologique des bains d'eau* (*Arch. gén. de méd.*, février 1856).

doit être rapportée à l'abaissement de température opéré dans le bain.

Personne n'ignore qu'on urine plus abondamment en hiver qu'en été et que le liquide est plus limpide : c'est le même phénomène qui se produit lorsqu'on est dans un bain dont la température est au-dessous de 35 degrés centigrades ; et comme la soustraction du calorique est rapide, la perturbation est prompte. La peau étant refroidie, la transpiration est arrêtée ou au moins considérablement ralentie. Comme la peau exhale, en moyenne, 1000 grammes de vapeur aqueuse par jour, c'est la vingt-quatrième partie de cette somme, ou à très-peu près, qui, ne pouvant s'échapper par la peau, vient sortir sous forme d'urine et s'ajouter à la quantité normale fournie par les reins, ce qui change l'aspect et la composition du liquide ; mais, pour que rien ne puisse troubler l'expérience, il faut s'abstenir de boire avant de se mettre au bain.

Pour appuyer cette hypothèse voici la composition de la sueur normale d'après les analyses de Favre [1].

Eau	9,955,735
Substances grasses	0,157
Urée	8,428
Lactates alcalins	3,171
Sudorates alcalins	15,623
Albuminates alcalins	0,050
Sulfates alcalins	0,115
Chlorure de potassium	2,437
Chlorure de sodium	22,305
Phosphates et débris épithéliques	Traces
	10,007,999

Telle est la composition chimique de la sueur. On remarquera sans doute que les sels étant alcalins, il doit probablement arriver que, leurs éléments étant détournés

[1] Voir l'ouvrage de Malaguti : *Leçons élémentaires de chimie*, t. IV, p. 310. in-12. Paris, 1863.

de leur route habituelle, sont repris par les reins et mêlés aux urines ; ainsi s'expliquerait l'alcalinité de ce liquide sous l'influence d'un bain à faible température.

L'expérience inverse confirme cette hypothèse ; nous avons vu, en effet, que la sueur devenait abondante lorsqu'on est dans un bain au-dessus de 37 degrés centigrades, qu'on urine peu ou point et que le liquide expulsé est fortement acide.

Cette belle question mérite certainement l'attention des physiologistes, et je désire vivement que de nouvelles expériences viennent contrôler les miennes.

§ 4. — Bain d'eau minérale. — Peau malade.

Les documents possédés par la science, sur ce sujet spécial, sont peu nombreux ; ils sont principalement fournis par le docteur Hemmann [1], qui les a recueillis à Schinznach.

Ce médecin a publié six observations : la première concerne un jeune homme, âgé de 26 ans, atteint d'un psoriasis étendu sur tout le corps. — La seconde observation est celle d'une fille, âgée de 25 ans, affectée d'un eczéma sur la figure et les mains. Les autres observations, au nombre de quatre, rapportées par le même auteur, ont été faites sur des sujets atteints de carie ou d'affection scrofuleuse. Voici un tableau indiquant la méthode suivie pour l'indication des températures observées, il se rapporte à la fille atteinte d'eczéma :

[1] A. Hemmann. *Notes et observations nouvelles, etc.* Ouv. cité, p. 26.

	TEMPÉRATURE.		
	LE MATIN AVANT LE BAIN.	APRÈS LE BAIN.	LE SOIR ENTRE 8 ET 9 HEURES.
1er Jour.....	36°0	36°4	36°2
2e —	35°8	36°6	36°0
3e —	36°2	36°8	36°5
4e —	36°1	36°6	36°8
5e —	36°5	36°5	36°5
6e —	36°3	36°9	36°5
7e —	36°8	36°6	36°4
8e —	36°7	36°7	36°4
9e —	36°8	36°8	36°5
10e —	36°6	26°9	36°9
11e —	36°7	37°0	36°6

Les différences de température indiquées par ce tableau ne sont pas bien considérables, mais pour les apprécier à leur valeur il faut remarquer que, dans l'état normal, les chiffres baissent au lieu de s'élever. Il me paraît donc qu'on doit attribuer l'élévation de température à l'excitation produite sur la peau par le contact de l'eau sulfureuse ; ce qui me confirme dans cette pensée, c'est que j'ai vu plusieurs personnes ayant des excoriations légères à la peau, particulièrement un ancien officier qui avait une petite plaie à la jambe, avoir besoin de toute leur fermeté pour supporter l'excitation et même la douleur qu'ils éprouvaient en entrant dans l'eau.

Ces recherches ont besoin d'être continuées ; elles peuvent conduire à des applications plus habiles et plus heureuses des eaux sulfureuses aux affections herpétiques qu'on ne le fait généralement ; comme les formes de ces maladies sont très-nombreuses et très-variées, on comprend qu'elles peuvent nécessiter des modifications dans la composition, la température et la durée du bain.

Résumé et Conclusions. — Nous avons démontré, en nous appuyant sur les travaux des savants les plus éminents :

1° Que la chaleur du corps de l'homme est le résultat des actions chimiques opérées dans tous les organes, soit par l'*assimilation,* soit par la *désassimilation ;*

2° Que la température normale varie peu, et que toute perturbation grave et durable, en plus ou en moins, suffit pour entraîner la mort ;

3° Que ces faits conduisent nécessairement à admettre que le corps de l'homme est un laboratoire de chimie sans cesse en action ;

4° Que toute combinaison chimique étant productrice de *chaleur* et d'*électricité,* c'est à ces forces qu'il faut rapporter les phénomènes observés chez l'homme pendant la durée de la vie et spécialement lorsqu'il est dans le bain ;

5° Que la science démontrant aujourd'hui que la *chaleur* et l'*électricité* sont deux manifestations d'une seule et même force, on est amené à penser que l'électricité est la cause première de tous les phénomènes, puisqu'elle peut agir sans production apparente de calorique, tandis que la réciproque n'a pas lieu ;

6° Qu'il est permis d'ajouter, sans s'écarter de notre sujet, que les eaux minérales sont plus aptes qu'un grand nombre d'autres moyens thérapeutiques à agir favorablement sur le corps de l'homme malade, parce qu'on peut en varier la température selon les intentions et les besoins, et parce qu'elles-mêmes au moment où elles sortent de la terre, sont à l'état *dynamique,* c'est-à-dire éprouvant des actions chimiques productrices d'électricité.

DEUXIÈME PARTIE.

Influence de l'altitude des lieux sur les fonctions physiologiques.

On entend par *altitude* la hauteur d'un lieu par rapport au niveau de la mer.

Ce sujet peut être considéré sous plusieurs aspects ; on peut étudier l'influence des hauteurs sur l'ensemble des êtres vivants, végétaux et animaux, ou bien se borner à l'examen des phénomènes produits chez l'homme par l'ascension sur les montagnes et aussi par son élévation dans les couches supérieures de l'atmosphère à l'aide d'un aérostat : c'est à cette seconde partie de la question que nous voulons limiter nos recherches en les rattachant spécialement à l'homme soumis à un traitement hydrologique.

Les effets généraux produits par l'altitude se résument : 1° en la diminution de la pression atmosphérique ; 2° en un abaissement de la température.

1° La pression atmosphérique est la conséquence de la hauteur à laquelle les couches d'air s'élèvent. Quoiqu'on connaisse parfaitement le poids d'une colonne d'air sur une surface donnée, on est encore dans l'incertitude sur l'expansion du fluide dans les régions supérieures de l'atmosphère ; de là des appréciations différentes. Pouillet [1] estime que les couches aériennes s'élèvent à plus de 80000 mètres ; Biot est arrivé à n'assigner qu'une épaisseur de 47000 mètres au plus [2], en s'appuyant sur des observations faites à des hauteurs successives, par Gay-Lussac, de Humbold et Boussingault.

[1] Pouillet. *Éléments de physique expérimentale,* sixième édition, t. I, p. 103.
[2] *Traité élémentaire de physique,* t. I, p. 332. Paris, 1855.

La détermination rigoureuse de la hauteur de l'atmosphère n'a nulle importance pour nous; ce qui nous intéresse c'est de connaître la pression qu'une colonne d'air exerce sur une surface limitée; sur ce point la science est fixée.

Depuis la célèbre expérience de Pascal sur le Puy-de-Dôme, ayant pour but de déduire les hauteurs des montagnes du degré d'élévation de la colonne de mercure du baromètre, on a pensé à se servir du même instrument pour déterminer les pressions atmosphériques selon l'altitude des lieux. Le calcul est fondé sur la différence de densité du mercure, qui est de 10464 fois celle de l'air à la température de zéro et sous la pression de 760 millimètres. Il est résulté de ces recherches qu'un abaissement de 1^{mm} dans la colonne de mercure indique qu'on s'est élevé de $10^{m},464$ au-dessus du point de départ; mais comme la densité de l'air n'est point égale à toutes les hauteurs, le calcul cesse d'être exact dès qu'on s'élève au-dessus d'une centaine de mètres; le chiffre double lorsqu'on est à 2000 mètres de hauteur, c'est-à-dire que la colonne de mercure ne baisse d'un millimètre qu'après 20 mètres d'ascension verticale.

La pression de l'atmosphère, sur une surface donnée, est un des points importants de la question que nous traitons; elle a été déterminée avec précision et l'on s'accorde à reconnaître qu'elle est de $1^{k},033$ sur 1 centimètre carré, au niveau de la mer et sous la pression de 0,76. On néglige souvent, dans la pratique, la fraction 33 grammes et on estime, en nombre rond, que la pression atmosphérique, sur 1 centimètre carré, équivaut à 1 kilogramme.

Si nous connaissions l'étendue de toute la surface du corps, il nous serait très-facile de déterminer exactement la pression atmosphérique qu'elle supporte. Ce calcul, si simple en apparence, a donné lieu à beaucoup de controverses tenant à la difficulté de mesurer rigoureusement les surfaces contournées du tronc et des membres.

Pouillet [1] estime à peu près à 1 mètre carré la surface du corps d'un homme adulte, Daguin [2] la porte à un chiffre beaucoup plus élevé, qui serait de 1 mètre carré trois quarts de mètre carrés ou 17500 centimètres carrés; selon Béclard [3] cette surface ne serait que de 15000 centimètres carrés; ce dernier chiffre paraît le plus rapproché de la vérité, il est généralement adopté.

Ces estimations diverses font varier nécessairement le chiffre des pressions atmosphériques supportées par le corps de l'homme; selon Pouillet elle serait de 10597 kilogrammes; Daguin la porte à 17500 kilogrammes et Béclard la ramène à 15498 kilogrammes.

D'après ces chiffres, un homme placé sur le bord de la mer supporte un poids de 15487 kilogrammes; s'il s'élève au sommet du Mont-Blanc, dont la hauteur est de 4815 mètres, la pression diminue 8450 kilogrammes.

Si nous appliquons ces calculs à toutes les stations thermales, dont les altitudes nous sont connues, nous obtenons les résulats suivants :

[1] Pouillet. Ouvrage cité, t. I, p. 119.

[2] Daguin. Ouvrage cité, t. I, p. 258.

[3] Béclard. *Traité élémentaire de physiologie*, p. 656, un volume, quatrième édition, 1862. (Voir la note au bas de la page.)

NOMS DES LOCALITÉS.	ÉLÉVATION au-dessus du niveau de la mer.	HAUTEUR du baromètre en millimètres	PRESSION sur 15 000 cent. carrés en kilogram^es^.	DIMINUTION du chiffre de la pression.
France. [1]	M.	MILLIM.	KILOG.	KILOG.
Aix-les-Bains.........	258	736	14927	418
Allevard	475	716	14513	832
Amélie-les-Bains......	276	734	14778	567
Bagnères-de-Bigorre ..	579	707	14330	1015
Bagnères-de-Luchon ..	629	702	14230	1115
Bagnoles-de-l'Orne....	163	745	15301	244
Bains-en-Vosges......	306	731	14817	528
Balaruc.............	25	758	15345	000
Barèges.............	1236	650	13175	2170
Bourbonne-les-Bains ..	304	731	14817	1528
Bourbon-l'Archambault	270	735	14898	447
Bourboule (la)........	854	682	13825	1520
Cauterets	992	671	13601	2744
Châteauneuf-les-Bains.	382	725	14695	650
Chatelguyon..........	512	713	14452	893
Clermond-Ferrand	407	722	14535	810
Contrexéville	350	727	14756	609
Cusset..............	220	739	14980	365
Eaux-Bonnes	726	693	14047	1298
Eaux-Chaudes........	680	698	14147	1198
Enghien-les-Bains.....	48	755	15302	42
Evaux	100	750	15203	143
Evian...............	384	724	14675	670
Luxeuil.............	417	721	14614	731
Mont-Dore	1046	666	13440	1905
Néris...............	260	736	14927	418
Niederbronn..........	192	742	15040	505
Pierrefonds	84	752	15243	102
Plombières...........	430	720	14594	751
Royat	450	718	14529	816
Saint-Gervais.........	575	707	14330	1015
Saint-Honoré-les-Bains.	272	734	14778	567
Saint-Sauveur	728	693	14047	1298
Argelès-Gazost....	470	700	14580	775

[1] Ce tableau fait connaître immédiatement: 1° l'élévation absolue des lieux au-dessus du niveau de la mer; 2° la pression atmosphérique exercée sur 15000 centimètres carrés, représentant le corps de l'homme; 3° la diminution du poids de la colonne d'air, à chaque station thermale, en raison de son élévation.

Ce tableau a exigé de nombreux calculs, que deux mathématiciens distingués ont bien voulu vérifier; il formera l'un des éléments de la climatologie des lieux indiqués. Bien que les oscillations barométriques soient très-nombreuses, nous n'avons tenu compte qu'approximativement des variations *accidentelles* et des variations *horaires,* et nous avons fixé à 15345 kilogrammes le poids de la colonne d'air au niveau de la mer, au lieu de 15498 kilogrammes, chiffre exact, mais trop absolu.

NOMS DES LOCALITÉS.	ÉLÉVATION au-dessus du niveau de la mer.	HAUTEUR du baromètre en millimètres	PRESSION sur 15 000 cent. carrés en kilogram[es].	DIMINUTION du chiffre de la pression.
	M.	MILLIM.	KILOG.	KILOG.
Soultzmatt	275	734	14778	567
Uriage	475	716	14513	832
Vernet (le)	620	703	14250	1095
Vichy	240	737	14939	406
Vittel	357	727	14736	609
Belgique.				
Spa	333	729	14776	569
Suisse.				
Baden	547	709	14371	974
Lavey	375	725	14945	400
Le Prese	962	673	13640	1705
Loëche-les-Bains	1430	633	12830	2515
Pfefers	685	697	14128	1217
Saint-Moriz	1760	609	12340	3005
Saxon	479	716	14513	832
Schinznach	315	730	14797	548
Tarasp	1401	637	12912	2433
Weissemburg	920	677	13722	1623
Allemagne.				
Aix-la-Chapelle	180	743	15060	285
Baden-Baden	205	741	15020	325
Baden (près Vienne)	224	739	14980	365
Cannstatt	240	737	14939	406
Franzensbad	613	704	14270	1075
Hombourg	200	741	15020	325
Ischel	480	715	14493	852
Karlsbad	384	724	14675	670
Kissingen	197	741	15020	325
Kreuznach	110	750	15202	143
Marienbad	644	701	14209	1136
Nauheim	150	746	15121	224
Pyrmont	112	749	15182	163
Schlangenbad	300	732	14837	508
Schwalbach	300	732	14837	508
Soden	145	746	15121	224
Weilbach	106	750	15202	143
Wiesbaden	107	750	15202	143
Wildbad	445	719	14574	771
Wildbad-Gastein	1066	663	13439	1906
Wildungen	178	743	15060	285

Influence de la pression atmosphérique sur les fonctions physiologiques.

On comprend parfaitement que, sous l'influence des pressions diverses auxquelles le corps est soumis, il s'opère des modifications dans l'exercice des fonctions organiques, elles portent surtout sur la respiration et la circulation.

Demandons-nous d'abord comment nous pouvons supporter, sans être écrasés, le poids de 15,487 kilogrammes ? L'explication est facile et fort simple. Les fluides qui occupent les cavités de notre corps et en pénètrent les tissus, possèdent une force élastique variable qui fait équilibre à la pression de l'atmosphère ; il en résulte que la densité de nos fluides augmente ou diminue selon la pesanteur de l'atmosphère, et comme elle est toujours proportionnelle à la pression, l'intégrité de nos organes se maintient.

Si, par impossible, l'équilibre venait à être rompu, les fluides de notre corps se dilateraient, déchireraient la peau et la mort serait immédiate. Il se produirait alors ce qu'on observe lorsqu'on fait le vide dans un récipient dont la paroi supérieure est formée d'un morceau de vessie ; l'équilibre de pression cesse et la membrane crève à l'instant.

Les troubles physiologiques déterminés par l'altitude des lieux varient selon le mode d'ascension, c'est-à-dire si elle est passive, comme cela a lieu dans une ascension en ballon, ou si elle est active, comme cela s'opère en faisant à pied l'ascension d'une montagne.

Le professeur Gavarret [1] a donné des explications qui rendent facile l'intelligence des phénomènes produits dans

[1] *Dictionnaire encyclop. des sciences méd.*, art. *Altitude*, tom. III, pag. 410, par Le Roy de Méricourt.

l'un et l'autre cas. Il faut remarquer d'abord, dit-il, qu'à la température moyenne de Paris, et dans l'espace d'une heure, un homme adulte, de bonne constitution, brûle douze grammes de carbone et par conséquent produit, en nombre rond, 22 litres d'acide carbonique qui, dans un temps égal, doivent être éliminés par le poumon.

Si l'homme est emporté par la force ascensionnelle d'un ballon, il n'effectue aucun travail, et ne fait aucune dépense de force mécanique ; dans ces circonstances, la totalité de la chaleur produite par la combustion des matériaux organiques de son sang est employée à maintenir sa température propre, et l'activité de sa respiration est uniquement réglée par la température du milieu ambiant.

A mesure que l'homme s'élève dans l'atmosphère, l'intensité des combustions respiratoires augmente, la production d'acide carbonique devient plus considérable et la fonction pulmonaire éprouve les mêmes variations que lors du passage de l'été à l'hiver ou d'un climat chaud à un climat froid : seulement, dans une ascension en ballon l'abaissement de la température ambiante s'opérant brusquement, l'économie est obligée de s'harmoniser très-rapidement avec des conditions extérieures très-différentes ; de là, naturellement, malaise traduit par une accélération rapide du pouls et des mouvements respiratoires.

Le récit des expériences faites par plusieurs savants a donné sur ces différents points des indications intéressantes. Biot et Gay-Lussac, qui firent une ascension le 24 août 1804, rapportent que leur pouls était fort accéléré ; celui de Gay-Lussac, qui était ordinairement de 62 pulsations par minute, en battait 80 ; celui de Biot s'était élevé de 79 à 111 ; leur respiration n'était nullement gênée. Bien que ces deux savants se fussent élevés à 3898 mètres, c'est-à-dire bien au-dessus de la limite des neiges éternelles, par la latitude de Paris, et cela en très-peu de temps, ils n'ont pas signalé d'autres phénomènes que l'accélération du pouls.

Le 29 septembre de la même année, Gay-Lussac partit seul et s'éleva à 7016 mètres, le thermomètre descendit à 9°,5. Cette fois l'expérimentateur eut froid, surtout aux mains ; son pouls et sa respiration étaient très-accélérés.

Barral et Bixio exécutèrent à Paris, le 27 juillet 1850, un voyage aéronautique qui leur permit de s'élever à 6753 mètres. « Nos doigts sont roidis par le froid, disent les aéronautes, dans leur relation, mais nous n'éprouvons aucune douleur d'oreilles, et la respiration n'est nullement gênée. »

Mais la plus remarquable de toutes les ascensions, est celle de Glossher, au mois de septembre 1862 ; son compagnon et lui faillirent périr à la hauteur de 9 à 10,000 mètres (la plus grande élévation à laquelle l'homme soit jamais parvenu). Glossher perdit connaissance un instant après avoir noté ses dernières observations barométriques et thermométriques ; le baromètre était descendu à 0,400 millimètres et le thermomètre à 38°,5.

L'accélération du pouls et de la respiration est la conséquence nécessaire de la dilatation de l'air à une grande hauteur ; d'après les recherches de Hutchinson et de plusieurs physiologistes distingués, l'homme fait pénétrer dans les poumons, à chaque inspiration, un demi-litre d'air, et comme il fait pénétrer de 16 à 20 inspirations par minute, il en résulte que 8 ou 10 litres d'air entrent et sortent de ses poumons dans le temps indiqué.

L'air atmosphérique est composé, comme on le sait, de 20,9 d'oxygène et de 79,1 d'azote : lorsqu'il s'échappe des poumons, sa composition n'est plus la même ; Brunner et Valentin ont trouvé que l'air expiré ne contient plus que 16,09 pour 100 en volume d'oxygène ; il a donc disparu, par absorption, 4,87 d'oxygène pendant la respiration.

Ces transformations sont nécessaires à la régularité de nos fonctions et à l'entretien de la vie ; or, à mesure que nous nous élevons, l'air étant moins dense, la dilatation ayant doublé lorsqu'on est à la hauteur de deux mille mètres, il faut que nous respirions deux litres d'air au lieu d'un, pour obtenir une quantité d'oxygène égale à celle que nous absorbons lorsque nous vivons sous la pression de 760 millimètres. De là accélération de la respiration et fréquence du pouls.

Il faut ajouter, à ces perturbations physiologiques, la vaporisation plus prompte de la transpiration cutanée, et l'abaissement de la température, causes nouvelles de refroidissement et d'accélération de la respiration.

Ces faits doivent faire comprendre la nécessité de bien connaître l'état d'un malade avant de lui indiquer la station minérale à laquelle il doit se rendre ; on voit souvent des hémoptysies survenir chez des personnes souffrant de la poitrine, accident qu'on attribue à l'action des eaux et qui n'est dû qu'à la diminution de pression et à la dilatation de l'air. C'est dans l'ensemble de tous ces faits, tout en tenant compte de la composition chimique des eaux minérales, que le médecin sagace doit puiser les bases de son jugement et décider si le séjour dans les régions élevées convient mieux au malade qui le consulte que les bords de la mer ou les stations thermales situées à des hauteurs moyennes.

Lorsque l'homme, dont le poids supposé serait de 75 kilogrammes, au lieu de s'élever en ballon, gravit à pied une montagne, haute de 2,000 mètres, il ajoute aux pertes précédemment indiquées, un travail nécessité par les efforts qu'il doit faire pour soulever son corps ; or la force qu'il déploie résulte encore de la combustion du carbone, dont le calorique produit se transforme en force mécanique. *Les huit dixièmes de cette chaleur transformée en force mécanique,* pendant l'ascension, nécessite la production de 65 litres d'acide carbonique, en sus des 22 litres de ce gaz que l'homme forme, par heure, dans ses capillaires généraux, pour maintenir sa température propre. Les conséquences d'une aussi grande quantité d'acide carbonique dans l'économie se présentent d'elles-mêmes. La consommation des matériaux organiques du sang est excessive et les forces s'épuisent très-rapidement. Les mouvements respiratoires et circulatoires s'accélèrent considérablement, d'une part pour rendre possible l'absorption de tout l'oxygène nécessaire à des combustions si actives ; d'autre part, pour débarrasser le sang d'une telle proportion d'acide carbonique dissous. Lorsque la marche est lente, la force dépensée, dans un temps donné, est faible et les troubles fonctionnels ne sont pas considérables [1].

Toutes ces considérations sont d'une grande importance pour le médecin physiologiste chargé de la direction des malades placés dans une station thermale. On ne peut méconnaître que toutes les causes signalées, ajoutées à l'action non contestable des eaux minérales, ne contribuent considérablement aux changements qui se produisent dans tout l'organisme, et qui ramènent la santé en remplaçant les matériaux anciens et viciés par des éléments nouveaux d'une bonne composition.

2° *Abaissement de la température.* Des observations très-nombreuses ont démontré que la température atmosphérique n'est pas la même à des hauteurs égales sur tous les points du globe ; ainsi, pendant que dans les Alpes centrales, à 2,500 mètres, la moyenne annuelle est de 0°, elle est de + 17° au Mexique, sur le plateau de l'Anaknac. Dans les Alpes, la limite des neiges perpétuelles est à 2,708 mètres ; dans les Andes, à la même hauteur, de riches moissons mûrissent sur le plateau de Quito, et la limite des neiges perpétuelles ne commence qu'à 4,818 mètres. L'exposition au sud ou au nord détermine aussi de grandes variations dans la température ; le fait est déjà fort sensible en Europe, mais il l'est surtout en Asie, où les conditions sont totalement changées ; dans nos régions septentrionales le sud est l'exposition la plus favorable ; en Asie, c'est le nord ; de Humbold avait fixé, autrefois, sur le versant sud de l'Hymalaya, à 3,700 mètres,

[1] Gavarret. Article cité du dictionnaire, p. 411.

la limite des neiges éternelles ; cette limite, sur le versant septentrional, d'après Kæmtz, est à 5,070 mètres. Ces faits démontrent que les règles établies n'ont pas une application universelle et absolue, que ce qui est vrai dans une région ne l'est plus dans une autre ; ainsi, pour notre climat, la plus grande hauteur des lieux habités est l'hospice du grand Saint-Bernard, dont l'altitude est 2,474 mètres, tandis qu'au Pérou, la maison de poste d'Apo est située à 4,382 mètres. Dans la vallée de Mexico, qui est à 2,277 mètres au-dessus de la mer, région voisine des neiges perpétuelles de notre climat, on y récolte des moissons abondantes et on y trouve une partie de la végétation de la zone tropicale.

Mais ce qui est vrai pour toutes les latitudes, c'est que le refroidissement de la température augmente à mesure qu'on s'élève, et que la densité de l'air diminue. Il importe donc, lorsqu'il s'agit d'indiquer une station thermale à un malade, de bien apprécier l'état de ses organes respiratoires ; il faut, en outre, tenir compte de la nature et de la configuration du sol, de l'exposition des versants, des cours d'eau, du degré de culture, des courants d'air ascendants et descendants, de la fréquence des brouillards ou des pluies, enfin des ombres portées par les montagnes. Ainsi, à Pfeffers, le jour complet commence à huit heures du matin, en été, et cesse vers quatre heures de l'après-midi, tandis qu'à Vichy, à Luxeuil, à Enghien, etc., il n'a d'autre limite que celle fixée par le cours des astres.

Il existe encore pour l'homme une cause importante de refroidissement lorsqu'il séjourne sur les montagnes, c'est la promptitude de la vaporisation de la sueur. Ce fait se rattache à la diminution de pression à mesure qu'on s'élève au-dessus de la mer. Des expériences exactes, faites par les physiciens, démontrent que l'eau qui, sous la pression de 760^{mm}, bout à 100°, entre en ébullition à 84° au sommet du Mont-Blanc, sous la pression de 416^{mm}; l'ébullition commencerait encore beaucoup plus tôt si la pression venait à diminuer, et l'eau pourrait bouillir à zéro degré si l'on parvenait à réduire la pression à 5 millimètres.

Or la vaporisation ne s'opère qu'en prenant du calorique au corps avec lequel le liquide est en contact ; la peau éprouve donc un refroidissement rapide lorsque la sueur est abondante, de là le danger de rester immobile après avoir gravi péniblement une montagne.

Si nous ne nous trompons pas, nous croyons avoir démontré l'utilité, la nécessité même, de bien connaître la *température du corps de l'homme* en état de santé ou de maladie, de tenir grand compte des *variations de la chaleur* pendant et après le bain, ainsi que de l'altitude des lieux. C'est en se livrant à l'étude de tous ces phénomènes, et en appliquant avec exactitude les données qu'ils fournissent à la science, que les médecins parviendront à régulariser les fonctions physiologiques, à faire cesser les troubles pathologiques, lorsque les remèdes ordinaires ont été impuissants et que les désordres organiques ne sont pas irrémédiables ; en un mot, c'est dans l'étude approfondie des lois générales de la nature, auxquelles l'homme est soumis comme tous les êtres, qu'on peut espérer trouver un jour les véritables bases de l'hygiène et de la médecine.

BIBLIOTHÈQUE IMPÉRIALE

Metz. — Imprimerie F. BLANC. — 1867.

106

www.ingramcontent.com/pod-product-compliance
Ingram Content Group UK Ltd.
Pitfield, Milton Keynes, MK11 3LW, UK
UKHW020442180726
13839UKWH00004B/1580